Vaincre l'infertilité

Un guide étape par étape pour surmonter la fertilité

Brandon C.Gibson

TABLE DES MATIÈRES

Introduction

Chaque personne a droit au meilleur niveau de santé physique et mentale possible. Le choix du nombre d'enfants à avoir, à quel âge et à quelle périodicité est une affaire d'individus et de couples. La réalisation de ces droits humains fondamentaux peut être compromise par l'infertilité. Par conséquent, la lutte contre l'infertilité est cruciale pour réaliser le droit de chacun et des couples à fonder une famille.

Cependant, Découvrir que vous avez des problèmes de fertilité n'est jamais simple, quel que soit le sexe. Vous n'êtes pas seul, cependant; près d'un couple sur sept a du mal à tomber enceinte.

L'infertilité peut résulter de diverses causes psychologiques et physiques. Des problèmes avec la femme, l'homme ou les deux pourraient en être la cause.

Cependant, découvrez quels facteurs augmentent le risque d'infertilité chez la femme, quelles sont les causes de l'infertilité chez les hommes et les femmes, quels sont les symptômes et comment vaincre l'infertilité ?

Chapitre 1

Qu'est-ce que l'infertilité?

Lorsque vous avez essayé pendant un an de tomber enceinte et que vous n'avez toujours pas réussi, on vous a diagnostiqué une infertilité. Si vous êtes une femme de plus de 35 ans, cela signifie que vous avez essayé de tomber enceinte pendant au moins six mois sans succès.

L'infertilité peut également être diagnostiquée chez les femmes capables de concevoir mais incapables de mener une grossesse à terme.

L'infertilité primaire est le terme utilisé pour décrire une femme qui n'a jamais pu concevoir. L'infertilité secondaire est une condition qui affecte les femmes qui ont déjà eu au moins une grossesse réussie.

Il n'y a pas que les femmes qui souffrent d'infertilité. Les hommes peuvent aussi être stériles. En fait, la probabilité d'infertilité masculine et féminine est égale.

Selon l'Office on Women's HealthTrusted Source, les problèmes des hommes représentent un autre tiers des cas d'infertilité, l'infertilité féminine représentant environ un tiers de ces cas.

 L'infertilité chez les hommes et les femmes peut être à l'origine du tiers restant des cas, ou il peut n'y avoir aucune cause reconnue.

Chapitre deux

Causes et symptômes possibles de l'infertilité féminine

Manque d'ovulation :

Les problèmes d'ovulation, qui touchent 40% des femmes ayant des problèmes d'infertilité, sont la cause la plus fréquente d'infertilité féminine dans l'ensemble. Il existe diverses raisons pour lesquelles une femme peut ne pas ovuler, notamment:
Troubles ovariens ou gynécologiques, tels que l'insuffisance ovarienne primaire (IPO) ou le syndrome des ovaires polykystiques (SOPK); Le vieillissement, y compris la «réserve ovarienne diminuée», qui décrit une quantité réduite d'ovules dans les ovaires d'une femme à la suite d'un vieillissement normal.
Il peut y avoir un excès ou une carence d'une hormone ou d'une collection d'hormones en raison d'anomalies endocriniennes, telles qu'une maladie de la thyroïde ou des problèmes d'hypothalamus, qui altèrent la production d'hormones du corps. mangez, comment vous dormez, où vous vivez et d'autres comportements

- sur la santé et la maladie. Il en va de même pour la fertilité.

les éléments environnementaux et son mode de vie

De nombreux choix de vie ont un impact sur la fertilité chez les hommes et les femmes. Ceux-ci incluent, mais sans s'y limiter, le régime alimentaire, l'exercice et le poids; stress, à la fois physique et mental; expositions professionnelles et environnementales; usage et abus de substances et de drogues; et pharmaceutiques. Par exemple, des études révèlent que : Les hommes obèses ont une diminution du nombre de spermatozoïdes et des spermatozoïdes de moindre qualité. Perdre 5% du poids corporel augmente considérablement la probabilité d'ovulation et de grossesse chez les femmes obèses atteintes du syndrome des ovaires polykystiques (SOPK). L'infertilité féminine et le dysfonctionnement ovarien sont tous deux associés à l'insuffisance pondérale.

Problèmes avec le cycle menstruel

L'infertilité peut résulter de problèmes liés au cycle menstruel, qui prépare le corps féminin à la conception. Le cycle menstruel comporte plusieurs phases et des problèmes avec l'une d'entre elles peuvent rendre la conception difficile, voire impossible.

Parmi les problèmes menstruels figurent :

Pendant les menstruations, les crampes désagréables sont appelées dysménorrhée.

Le syndrome prémenstruel est le terme utilisé pour décrire les symptômes physiques et mentaux qui apparaissent avant les menstruations.

Les saignements abondants, tels que des menstruations prolongées ou des saignements excessifs à un moment de durée régulière, sont appelés ménorragies.

Les saignements irréguliers, en particulier entre les cycles menstruels anticipés, sont connus sous le nom de métrorragies.

L'absence de menstruation est connue sous le nom d'aménorrhée.

L'oligoménorrhée est un terme pour les cycles menstruels irréguliers. Les périodes de lumière sont appelées hypoménorrhée.

problèmes structurels avec le système reproducteur

En règle générale, les problèmes structurels impliquent la présence de tissus aberrants dans l'utérus ou les trompes de Fallope.

Les ovules ne peuvent pas voyager des ovaires à l'utérus si les trompes de Fallope sont obstruées, et les spermatozoïdes ne peuvent pas atteindre l'ovule pour le féconder. L'infertilité peut également être provoquée par des problèmes structurels de l'utérus, tels que ceux qui pourraient empêcher l'implantation.

L'infertilité peut résulter de divers problèmes structurels, tels que :

Endométriose: est une condition dans laquelle le tissu qui tapisse généralement l'intérieur de l'utérus peut être présent à d'autres endroits, comme le blocage des trompes de Fallope.

Fibromes utérins : ce sont des excroissances qui se développent à l'intérieur et autour de la paroi de l'utérus, mais la majorité des femmes qui en ont sont fertiles et capables de tomber enceintes.

infections

L'infertilité masculine et féminine peut résulter d'infections.

Les femmes atteintes de gonorrhée et de chlamydia non traitées peuvent développer une maladie inflammatoire pelvienne, qui peut entraîner des cicatrices qui obstruent les trompes de Fallope. La syphilis non traitée augmente le risque d'avoir une mortinaissance chez la femme enceinte.

Les infections cervicales chroniques et l'ablation chirurgicale des lésions provoquées par l'infection par le virus du papillome humain (VPH) peuvent également diminuer la quantité ou la qualité de la glaire cervicale. Il peut être difficile pour les femmes de devenir enceintes s'il y a des problèmes avec cette substance lisse ou collante qui s'accumule sur le col de l'utérus et dans le vagin.

Échec d'un œuf à se développer normalement

Les œufs peuvent ne pas mûrir correctement pour diverses raisons, notamment des maladies comme le SOPK, l'obésité et un manque de protéines particulières nécessaires à la maturation de l'œuf. Un ovule immature peut ne pas être libéré au bon moment, ne pas passer par les trompes de Fallope ou ne pas pouvoir être fécondé.

Échec d'implantation

Le fait de ne pas implanter un ovule dans la paroi utérine pour démarrer une grossesse est appelé échec d'implantation. Bien que la raison précise de l'échec de l'implantation soit souvent inconnue, plusieurs causes potentielles incluent :

anomalies congénitales causées par la génétique
endomètre allongé
Défauts dans l'embryon
Endométriose
résistance à la progestérone
dans le tissu cicatriciel de la cavité endométriale.

Syndrome des ovaires polykystiques (SOPK)

L'une des causes les plus fréquentes d'infertilité féminine est le SOPK. Il s'agit d'un trouble où les ovaires d'une femme et, dans certaines situations, les glandes surrénales génèrent plus d'androgènes (un type d'hormone) que d'habitude. La croissance des follicules ovariens et la libération d'ovules pendant l'ovulation sont toutes deux affectées par des quantités élevées de ces hormones. Les kystes, qui sont des sacs remplis de liquide, peuvent par conséquent se former à l'intérieur des ovaires.

Insuffisance Ovaire Primaire (IPO)

 Avec POI, les ovaires d'une femme arrêtent prématurément de libérer des hormones et des ovules. En raison de problèmes avec leurs ovaires, les femmes atteintes de POI ovulent rarement, voire pas du tout, et peuvent avoir des niveaux anormaux d'hormones ovariennes et hypophysaires.

 Tomber enceinte peut être difficile pour les femmes atteintes d'IPO. La grossesse est encore envisageable, quoique peu fréquente. Entre 5 et 10 % des femmes atteintes d'IPO tombent enceintes sans recevoir de soins médicaux.

Troubles du système immunitaire
En raison de maladies auto-immunes, le système immunitaire du corps attaque les tissus corporels sains qu'il négligerait généralement. La fertilité peut être affectée par des maladies auto-immunes telles que le

lupus, la maladie de Hashimoto et d'autres formes de thyroïdite ou la polyarthrite rhumatoïde. Les causes de ceci ne sont pas entièrement comprises et varient selon la maladie, bien qu'on pense qu'elles impliquent une inflammation utérine et placentaire ou des médicaments utilisés pour traiter les maladies. Les deux sexes ont la capacité de produire des anticorps qui ciblent les spermatozoïdes ou les organes reproducteurs.

Fibromes dans l'utérus
L'utérus peut développer des excroissances non cancéreuses appelées fibromes utérins. Selon la taille et l'emplacement des fibromes utérins, des symptômes peuvent parfois survenir. Bien qu'il puisse y avoir une base héréditaire pour les fibromes, les scientifiques ne comprennent pas encore pleinement ce qui les fait se développer.

Chez 5 à 10 % des femmes infertiles, des fibromes sont présents et peuvent causer l'infertilité.

Les fibromes de plus de 6 cm de diamètre ou ceux qui se développent dans la cavité utérine sont plus susceptibles d'affecter la fertilité que ceux qui se développent dans la paroi utérine. Si les fibromes modifient la position du col de l'utérus d'une femme, ce qui peut diminuer la quantité de spermatozoïdes qui atteignent l'utérus, ils sont plus susceptibles d'avoir un impact sur sa fertilité.

La fertilité d'une femme est plus susceptible d'être affectée par les fibromes s'ils :

Changez la position du col de l'utérus pour réduire la quantité de sperme qui pénètre dans l'utérus.

modifier la forme de l'utérus, ce qui pourrait entraver la migration ou l'implantation des spermatozoïdes.

Bloquez les trompes de Fallope pour empêcher les spermatozoïdes d'accéder à l'ovule et un ovule qui a été fécondé de transiter vers l'utérus.

interférer avec le flux sanguin utérin, ce qui peut empêcher l'embryon de s'implanter.

Chapitre trois

Traitement de l'infertilité féminine

Certaines femmes n'ont besoin que d'un ou deux traitements pour augmenter leur fertilité. D'autres femmes pourraient avoir besoin de divers traitements pour devenir enceintes.

utiliser des médicaments de fertilité pour favoriser l'ovulation Les femmes présentant des anomalies de l'ovulation qui sont stériles reçoivent généralement un traitement avec des médicaments de fertilité. Ces médicaments contrôlent ou stimulent l'ovulation. Discutez des différentes alternatives de médicaments contre la fertilité avec votre médecin, y compris les avantages et les inconvénients de chaque type.

Certains des médicaments qui peuvent aider à résoudre les problèmes d'ovulation comprennent :

Metformine (glucophage)

La résistance à l'insuline peut être réduite avec le médicament metformine (Glucophage). En particulier, les femmes ayant un indice de masse corporelle supérieur à 35 peuvent avoir une résistance à l'insuline, ce qui pourrait interférer avec l'ovulation chez les femmes atteintes du syndrome des ovaires polykystiques (SOPK).

Les taux de prolactine sont diminués par les agonistes de la dopamine, une classe de médicaments. L'excès de prolactine peut interférer avec l'ovulation chez certaines femmes.

L'ovulation peut être provoquée par le médicament clomifène (Clomid). Il est fréquemment suggéré par les professionnels de la santé comme premier traitement pour les problèmes d'ovulation.

Létrozole (femara)

Comme le clomifène, le létrozole (Femara) peut provoquer l'ovulation. Le létrozole pourrait mieux fonctionner chez les patients atteints du SOPK, en particulier ceux qui sont obèses. Selon une étude de 2014, 27,5 % des patientes atteintes du SOPK qui ont pris du létrozole sont ensuite devenues mères, contre 19,1 % de celles qui ont pris du clomifène.

Gonadotrophines

Les hormones appelées gonadotrophines favorisent
l'ovulation et d'autres fonctions ovariennes. L'utilisation
d'une hormone folliculo-stimulante et d'une hormone
lutéinisante en combinaison peut être conseillée par un
médecin lorsque les autres traitements sont
infructueux. Cette thérapie est administrée aux
patients sous forme de vaporisateur nasal ou
d'injection.

implantation intra-utérine (IIU).

Dans l'IIU, des spermatozoïdes sains sont directement
implantés dans l'utérus au moment exact où l'ovaire
libère un ou plusieurs ovules pour la fécondation.
Selon les raisons de l'infertilité, le moment de l'IIU peut
être synchronisé avec votre cycle habituel ou avec des
médicaments contre la fertilité.

chirurgie pour restaurer la fertilité

Les polypes de l'endomètre, le septum utérin, le tissu
cicatriciel intra-utérin et certains fibromes peuvent tous

être traités par chirurgie hystéroscopique. L'endométriose, les adhérences pelviennes et les fibromes plus gros peuvent nécessiter des incisions abdominales plus larges ou une chirurgie laparoscopique.

Technologie de procréation assistée

ICSI Lancer la boîte de dialogue contextuelle Tout traitement de fertilité qui manipule le sperme et l'ovule est considéré comme une technologie de procréation assistée (ART). L'ART se présente sous diverses formes.

La méthode la plus courante d'ART est la fécondation in vitro (FIV). Plusieurs ovules matures sont stimulés et retirés pendant la FIV. Le sperme est ensuite fécondé avec les œufs dans un plat dans un laboratoire, et les embryons résultants sont ensuite implantés dans l'utérus plusieurs jours plus tard.

Dans un cycle de FIV, d'autres procédures comme celles-ci peuvent également être utilisées :

l'administration de sperme par voie intracytoplasmique (ICSI).

L'injection directe de sperme dans un ovule complètement développé se produit. Lorsqu'il n'y a pas suffisamment de sperme, que ce soit en quantité ou en qualité, ou si les cycles de FIV précédents n'ont pas réussi à féconder l'ovule, l'ICSI est fréquemment utilisée.

éclosion avec assistance.

En retirant l'enveloppe externe de l'embryon, cette procédure facilite l'implantation de l'embryon dans la muqueuse utérine (éclosion).

spermatozoïdes ou ovules de donneurs. La majorité des ART utilise les ovules et le sperme des futurs parents. Cependant, vous pouvez décider d'utiliser des ovules, du sperme ou des embryons d'un donneur connu ou anonyme s'il y a de graves problèmes avec les ovules ou le sperme.

porteuse gestationnelle. La FIV utilisant une porteuse gestationnelle peut être une option pour les femmes qui n'ont pas d'utérus fonctionnel ou pour lesquelles la grossesse présente un risque majeur pour la santé.

Dans ce cas, l'utérus du porteur est utilisé pour porter l'embryon du couple pendant la grossesse.

D'autres moyens naturels pour surmonter l'infertilité incluent ;

alimentation équilibrée

L'optimisation de votre fertilité peut être facilitée par une alimentation équilibrée. les suggestions de régime qui ont été liées à une fertilité accrue chez les femmes comprennent le régime méditerranéen et une forte consommation de grains entiers, de graisses monoinsaturées ou polyinsaturées, de légumes, de fruits et de fruits de mer.

De plus, les vitamines et nutriments suivants sont suggérés pour les femmes :

Vitamine B12
Le fer
Acide folique
acides gras oméga-3

Exercer

Les effets de l'exercice sur la fertilité peuvent varier en
fonction de sa fréquence et de son intensité. De plus,
selon les circonstances de chaque patient, différents
exercices sont conseillés. L'exercice extrême peut
provoquer une anovulation et par la suite entraîner
l'infertilité, tandis que l'exercice régulier peut aider les
patientes obèses anovulatoires à ovuler plus
fréquemment et à avoir une meilleure fertilité

Chapitre quatre

Quels sont les symptômes et les causes de l'infertilité masculine ?

L'incapacité à concevoir un enfant est le principal indicateur de l'infertilité masculine. Il se peut qu'il n'y ait plus de symptômes ou d'indicateurs manifestes.

Cependant, dans d'autres cas, des problèmes sous-jacents, notamment une maladie héréditaire, un déséquilibre hormonal, des veines dilatées autour du testicule ou une affection qui empêche le passage des spermatozoïdes, provoquent des signes et des symptômes. Vous remarquerez peut-être les signes et symptômes suivants :

problèmes de fonction sexuelle, tels que l'incapacité d'éjaculer ou la production de petites quantités de liquide, une diminution du désir sexuel ou des difficultés à maintenir une érection (dysfonction érectile)
Inconfort testiculaire, œdème ou masse
infections respiratoires répétées
un manque d'odeur

croissance mammaire inexpliquée (gynécomastie)

Les conditions suivantes doivent se produire pour que votre partenaire tombe enceinte :

Vous devez créer du sperme sain. Cela concerne initialement le développement du système reproducteur masculin pendant la puberté. Votre corps doit créer de la testostérone et d'autres hormones pour démarrer et maintenir la production de sperme, et au moins un de vos testicules doit être en bonne santé.

Le sperme doit être transporté dans le sperme. Une fois que les spermatozoïdes sont créés dans les testicules, ils sont transportés à travers des tubes délicats jusqu'à ce qu'ils se combinent avec le sperme et soient expulsés du pénis.

Le sperme doit contenir un nombre suffisant de spermatozoïdes. La probabilité qu'un de vos spermatozoïdes féconde l'ovule de votre partenaire diminue s'il y a peu de spermatozoïdes dans votre sperme (nombre de spermatozoïdes).

Le sperme doit fonctionner et être mobile. Votre sperme peut ne pas être en mesure d'entrer ou de percer l'ovule de votre partenaire si sa motilité ou sa fonction sont défectueuses.

les causes de la santé

Il a été démontré que plusieurs conditions médicales et thérapies affectent la fertilité masculine :

Varicocèle. Une varicocèle est un élargissement des veines testiculaires. C'est la raison traitable la plus fréquente de l'infertilité masculine. Les varicocèles peuvent entraîner l'infertilité pour des raisons peu claires, mais un flux sanguin irrégulier peut jouer un rôle. La quantité et la qualité du sperme sont diminuées à cause des varicocèles.

Infection. Certaines infections peuvent affecter la santé ou la production des spermatozoïdes, ou elles peuvent entraîner des cicatrices qui empêchent les spermatozoïdes de passer. Ceux-ci comprennent certaines infections sexuellement transmissibles, telles que la gonorrhée ou le VIH, ainsi que l'inflammation des testicules ou de l'épididyme (orchite). Bien que certaines maladies puissent causer des dommages irréversibles aux testicules, le sperme est généralement encore récupérable.

difficultés d'éjaculation. Lorsque le sperme pendant un orgasme pénètre dans la vessie plutôt que de sortir du bout du pénis, on parle d'éjaculation rétrograde. Le diabète, les blessures à la colonne vertébrale, les médicaments et les chirurgies de la vessie, de la prostate ou de l'urètre ne sont que quelques-uns des problèmes médicaux pouvant entraîner une éjaculation rétrograde.

anticorps ciblant les spermatozoïdes. Les cellules du système immunitaire appelées anticorps anti-spermatozoïdes interprètent à tort les spermatozoïdes comme des envahisseurs nuisibles et s'efforcent de s'en débarrasser.

 Tumeurs. Les organes reproducteurs masculins peuvent être directement touchés par les cancers et les tumeurs bénignes, ou indirectement par l'hypophyse ou d'autres glandes qui libèrent des hormones associées à la reproduction. La fertilité masculine peut parfois être affectée par une chirurgie, une radiothérapie ou une chimiothérapie liées à la tumeur.

testicules non descendants. Un ou les deux testicules chez certains fœtus mâles ne parviennent pas à descendre de l'abdomen dans le sac testiculaire pendant le développement (scrotum). Les hommes qui ont connu cette maladie sont plus susceptibles d'avoir une fertilité réduite.

déséquilibres hormonaux. Des problèmes testiculaires ou des anomalies affectant d'autres systèmes hormonaux, tels que l'hypothalamus, l'hypophyse, la thyroïde et les glandes surrénales, peuvent entraîner l'infertilité. L'hypogonadisme masculin, une condition caractérisée par de faibles niveaux de testostérone, et d'autres problèmes

hormonaux peuvent avoir diverses raisons
sous-jacentes.

**défauts dans les tubules de transport des
spermatozoïdes**. Le sperme voyage à travers une
variété de tubes. Ils peuvent se bloquer pour un
certain nombre de raisons, telles que des dommages
involontaires causés par une intervention chirurgicale,
des infections passées, un traumatisme ou une
croissance incorrecte, comme dans la fibrose kystique
ou d'autres maladies génétiques.
 Le testicule, les tubes qui drainent le testicule,
l'épididyme, le canal déférent, la zone autour des
canaux éjaculateurs ou l'urètre ne sont que quelques
endroits où un blocage peut se produire. Vin

erreurs chromosomiques. Un homme né avec deux
chromosomes X et un chromosome Y (au lieu d'un X et
un Y) est atteint du syndrome de Klinefelter, une
maladie héréditaire qui entraîne un développement
anormal du système reproducteur masculin. La fibrose
kystique et le syndrome de Kallmann sont deux autres
maladies génétiques liées à l'infertilité.

problèmes liés à l'activité sexuelle. La dysfonction érectile, l'éjaculation précoce, les relations sexuelles douloureuses, les anomalies physiques comme l'hypospadias, qui est la présence d'un trou urétral sous le pénis, et les problèmes psychologiques ou interpersonnels interférant avec le sexe en sont quelques exemples.

état coeliaque. La sensibilité à la protéine de gluten présente dans le blé est à l'origine de la maladie cœliaque, une maladie digestive. L'infertilité masculine pourrait être impactée par la maladie. Après le passage à un régime sans gluten, la fertilité peut augmenter.

certains médicaments. La fertilité masculine peut être diminuée et la production de sperme entravée par la thérapie de remplacement de la testostérone, l'utilisation à long terme de stéroïdes anabolisants, les traitements contre le cancer (chimiothérapie), certains produits pharmaceutiques pour les ulcères, certains pour l'arthrite et d'autres médicaments.

opérations précédentes. La vasectomie, la chirurgie scrotale ou testiculaire, la chirurgie de la prostate, la grosse chirurgie abdominale pratiquée pour des tumeurs malignes testiculaires et rectales, entre autres procédures, peuvent toutes vous interdire d'avoir du sperme dans votre éjaculat.

Diagnostic

Les problèmes de fertilité masculine peuvent être difficiles à diagnostiquer. La majorité du temps, la génération ou la livraison de spermatozoïdes est problématique. L'anamnèse détaillée et l'examen physique sont les premières étapes du diagnostic. Des analyses de sang et de sperme peuvent également être recommandées par votre médecin.

Examiner votre passé et votre corps

Votre médecin vous posera des questions sur vos antécédents médicaux et chirurgicaux. Tout ce qui peut nuire à votre fertilité doit être signalé à votre médecin. Ceux-ci peuvent inclure des déséquilibres hormonaux, des maladies, des malformations congénitales ou des accidents.

Votre professionnel de la santé peut vous renseigner sur des conditions médicales passées, des problèmes de santé actuels ou des médicaments sur ordonnance qui peuvent nuire à la production de sperme. La fertilité peut être affectée par des conditions telles que les oreillons, le diabète et les stéroïdes. Votre professionnel de la santé vous renseignera également sur votre consommation de marijuana, de tabac et d'alcool.

Le fonctionnement de votre corps pendant les rapports sexuels sera expliqué à votre fournisseur de soins de santé. Il ou elle s'informera de vos efforts et de ceux de votre partenaire pour concevoir. Votre médecin pourrait vous renseigner, par exemple, sur les problèmes liés à l'érection que vous avez rencontrés.

Votre pénis, votre épididyme, vos canaux déférents et vos testicules seront tous examinés physiquement pour détecter des problèmes. Les varicocèles seront examinées par votre médecin. Un examen du corps permet de les retrouver rapidement.

Analyse du sperme

Il est courant d'analyser le sperme en laboratoire. Il
démontre la quantité de spermatozoïdes produits et
l'efficacité des spermatozoïdes (par exemple, se
déplacent, mesurés par la motilité des
spermatozoïdes). Si le nombre de spermatozoïdes est
anormal, le test est souvent exécuté au moins deux
fois. En se masturbant dans un récipient stérile, le
sperme est collecté. Même si le test de sperme révèle
un faible nombre de spermatozoïdes ou l'absence de
spermatozoïdes, cela peut ne pas indiquer que vous
êtes stérile indéfiniment. Cela peut simplement
indiquer qu'il y a une difficulté avec le développement
ou la livraison des spermatozoïdes. Peut-être que plus
de recherches sont nécessaires. Le traitement peut
être possible même si aucun spermatozoïde n'est
découvert lors d'un examen du sperme.

Échographie transrectale

Une échographie transrectale peut être prescrite par
votre médecin. Un organe peut être imagé par
ultrasons en utilisant des ondes sonores qui sont
réfléchies par l'organe. Dans le muscle droit, une
sonde est insérée. Les ondes sonores de celui-ci
voyagent vers les conduits éjaculateurs à proximité. Le
professionnel de la santé peut déterminer si des

organes comme les vésicules séminales ou le canal éjaculateur sont malformés ou bouchés.

Biopsie sexuelle

Une biopsie testiculaire peut être nécessaire si un test de sperme révèle extrêmement peu ou pas de spermatozoïdes. Les anesthésies générale et locale sont acceptables pour ce test. Le scrotum a une petite coupure faite dedans. Une aiguille peut être insérée à travers la peau scrotale engourdie pour effectuer la procédure dans une clinique. Dans les deux cas, un petit échantillon de tissu est prélevé sur chaque testicule et examiné au microscope. La biopsie a deux usages. Il peut également être utilisé pour recueillir du sperme destiné à la procréation assistée et aider à déterminer la cause de l'infertilité (telle que la fécondation in vitro; FIV).

Profil biologique

Votre taux d'hormones pourrait être vérifié par le médecin. Pour savoir dans quelle mesure vos testicules produisent du sperme. De plus, cela peut exclure des problèmes de santé graves. Par exemple, l'hormone hypophysaire connue sous le nom d'hormone folliculo-stimulante (FSH) ordonne aux

testicules de produire du sperme. Des niveaux élevés
pourraient indiquer que vos testicules refusent de
produire du sperme malgré les efforts de votre glande
pituitaire pour les inciter à le faire.

Chapitre Cinq

Traitement de l'infertilité masculine

Le déroulement du traitement dépendra de la cause sous-jacente de l'infertilité. La chirurgie ou les médicaments sur ordonnance sont des moyens efficaces de traiter de nombreux problèmes. Cela permettrait la conception par le biais de rapports sexuels réguliers. Les traitements suivants sont divisés en trois groupes :

Traitement de l'infertilité masculine sans chirurgie
Traitement chirurgical de l'infertilité masculine
Traitement des causes non identifiées de l'infertilité masculine

Sans chirurgie, de nombreux problèmes de reproduction masculine peuvent être résolus.

Anéjaculation (éjaculat sec)

Une absence de liquide de sperme déchargé pendant l'orgasme sexuel d'un homme est connue sous le nom d'anéjaculation. Bien que rare, il peut être provoqué par :

Chirurgie antérieure

une lésion de la moelle épinière
malformations congénitales, diabète, sclérose en plaques ou autres problèmes mentaux, émotionnels ou non identifiés
Pour traiter cette maladie, les médicaments sont fréquemment utilisés en premier. Il existe différentes options en cas d'échec. L'éjaculation peut être induite par la stimulation vibratoire pénienne (PVS) ou l'électroéjaculation par sonde rectale (RPE, également connue sous le nom d'électroéjaculation ou EEJ). De plus, une aiguille peut être utilisée pour prélever le sperme directement du testicule (aspiration de sperme testiculaire).

La façon la plus courante de faire une électroéjaculation par sonde rectale est sous anesthésie. Sauf pour les hommes blessés à la moelle épinière, c'est vrai. Chez 90 hommes sur 100 qui ont un RPE, le sperme est récupéré. Cette technique est utilisée pour capturer beaucoup de sperme.

Cependant, le mouvement et la forme des spermatozoïdes pourraient encore affecter la fertilité.

Afin d'atteindre un point culminant naturel, la stimulation vibratoire pénienne fait vibrer la pointe et la tige du pénis. Il est non invasif mais moins efficace que le RPE. Dans des circonstances graves, cela est particulièrement vrai.

Les hommes souffrant de dysfonction anéjaculatoire bénéficient grandement des traitements de procréation assistée tels que l'injection intracytoplasmique de spermatozoïdes (ICSI) et la fécondation in vitro (FIV), car ces hommes peuvent avoir un sperme de mauvaise qualité en raison de problèmes sous-jacents liés au transit des spermatozoïdes (cellules) et du sperme (liquide) hors de la corps

Infection génitale

L'infection des voies génitales est rarement associée à l'infertilité. Seuls 2 hommes sur 100 ayant des problèmes de fertilité en souffrent en moyenne. Dans certaines circonstances, le problème est fréquemment identifié avec un test de sperme. Les globules blancs sont observés tout au long de l'examen. La production d'espèces réactives de l'oxygène par les globules blancs est excessive (ROS). En conséquence, il peut y avoir moins de chances que les spermatozoïdes puissent féconder un ovule. Par exemple, une infection grave de l'épididyme et des testicules peut entraîner un rétrécissement des testicules et une occlusion du canal épididymaire. Des problèmes peuvent survenir même à partir d'une infection lente.

Pour les maladies graves, des antibiotiques sont fréquemment administrés. Ils ne sont cependant pas utilisés pour les inflammations mineures. Parfois, la production ou la fonction des spermatozoïdes peut être affectée par certains antibiotiques. Anti-inflammatoires sans stéroïdiens (comme l'ibuprofène)

Éjaculation rétrograde

Il existe de nombreuses causes d'éjaculation rétrograde, qui est le passage du sperme vers l'arrière à travers le pénis. Vous pouvez l'obtenir auprès de :

opération de la prostate ou de la vessie
lésions de la moelle épinière diabétique

médicaments utilisés pour traiter l'hypertrophie de la prostate, tels que les antidépresseurs et certains antihypertenseurs (HBP)
L'examen de votre urine pour le sperme peut vous aider à détecter l'éjaculation rétrograde. Juste après l'éjaculation, cela se fait sous un microscope. Pour traiter l'éjaculation rétrograde, des médicaments sont disponibles.

Les médicaments en vente libre comme Sudafed® sont fréquemment utilisés comme traitement initial. Votre médecin peut essayer d'extraire le sperme de votre vessie après l'éjaculation si les médicaments ne sont pas efficaces et si des méthodes de procréation assistée (ART) sont nécessaires.

Traitement de l'infertilité masculine par opération

Traitement de la varicocèle

Les varicocèles peuvent être traitées par un simple traitement ambulatoire appelé varicocélectomie. En traitant ces veines gonflées, la motilité, la quantité et la structure des spermatozoïdes sont toutes améliorées.

Pour plus d'informations sur les traitements contre la varicocèle, visitez notre page varicocèle.

Traitement de l'azoospermie

S'il n'y a pas de spermatozoïdes dans votre sperme (azoospermie) à la suite d'un blocage, vous avez une variété de traitements chirurgicaux.

Même les hommes qui ont une faible production de spermatozoïdes comme cause de l'absence de spermatozoïdes dans l'éjaculat peuvent être guéris par une intervention chirurgicale pour découvrir le sperme et la procréation assistée, car plusieurs millions de spermatozoïdes doivent être fabriqués dans les testicules avant qu'ils ne survivent pour former le sperme.

Traitement des causes inconnues de l'infertilité masculine

Il peut être difficile de déterminer la cause de l'infertilité masculine. L'infertilité chez les hommes qui est "idiopathique" est ce que c'est. Pour déterminer ce qui fonctionne, votre professionnel de la santé peut s'appuyer sur son expérience. C'est ce qu'on appelle la « thérapie empirique ». Le traitement empirique peut réguler les niveaux d'hormones car les problèmes hormonaux contribuent fréquemment aux problèmes de reproduction. L'efficacité de la thérapie empirique est difficile à prédire. Chaque cas est unique.

Méthodes de reproduction artificielle

Il existe des moyens de devenir enceinte sans avoir de relations sexuelles si le traitement de l'infertilité échoue ou n'est pas disponible. Ces techniques sont connues sous le nom de technologies de procréation assistée (ART). Votre professionnel de la santé pourrait vous conseiller ce qui suit selon le type d'infertilité et la cause sous-jacente :

insémination intra-utérine (IIU). Votre médecin utilise un tube pour injecter le sperme dans l'utérus de la partenaire féminine pendant l'IIU. L'IIU est souvent efficace contre l'infertilité causée par un faible nombre de spermatozoïdes, des problèmes de mobilité des spermatozoïdes, une éjaculation rétrograde et d'autres facteurs.

Fécondation in vitro (FIV). La FIV est le processus de fusion du sperme et d'un ovule d'une partenaire féminine ou d'un donneur dans une boîte de Pétri de laboratoire. Les ovaires doivent être stimulés pour libérer de nombreux ovules afin de faire une FIV (ovule). Des médicaments injectés régulièrement sont fréquemment utilisés pour cela. Il permet d'extraire de nombreux œufs développés. L'œuf fécondé (embryon) est replacé dans l'utérus après 3 à 5 jours de croissance. La FIV peut être utilisée pour traiter une variété de troubles hormonaux chez les femmes, y compris celles qui ont des trompes obstruées.

injection intracytoplasmique de sperme (ICSI). L'ICSI est une alternative à la FIV. Le traitement de l'infertilité masculine sévère en a été transformé. Il permet aux couples que l'on croyait auparavant stériles de devenir enceintes. À l'aide d'une petite aiguille, un spermatozoïde est injecté dans l'ovule. L'ovule fécondé est ensuite placé dans l'utérus de la partenaire féminine. Si la qualité de votre sperme est extrêmement mauvaise, votre professionnel de la santé pourrait utiliser l'ICSI. Il est également appliqué lorsqu'il n'y a pas de spermatozoïdes dans le sperme en raison d'un blocage ou d'un dysfonctionnement testiculaire irréparable. Pour cette technique, le sperme peut également être retiré chirurgicalement des testicules ou de l'épididyme.

Récupération de sperme ART. Les spermatozoïdes obstrués par une azoospermie obstructive peuvent être retirés à l'aide de nombreuses techniques microchirurgicales (pas de spermatozoïdes). L'objectif est d'obtenir la meilleure qualité.
 Extraction de sperme testiculaire (TESE). Cette méthode est fréquemment utilisée pour identifier la cause sous-jacente de l'azoospermie. De plus, il obtient un tissu adéquat pour l'extraction du sperme. Le sperme testiculaire peut être utilisé frais ou congelé ("cryoconservé"). Une ou plusieurs biopsies rapides sont réalisées, souvent au cabinet. MicroTESE est une version plus sophistiquée de ce processus qui utilise un

microscope opératoire pour localiser de minuscules
poches de production de sperme dans les testicules
des hommes qui ont une production de sperme si faible
qu'aucun spermatozoïde ne survit pour se transformer
en sperme.

test à l'aiguille fine (TFNA). Pour identifier
l'azoospermie, le TFNA a été initialement utilisé.
L'extraction de sperme des testicules est maintenant
parfois utilisée. Afin d'extraire le sperme, une aiguille
et une seringue pénètrent dans la peau du scrotum.

Aspiration percutanée de spermatozoïdes
épididymaires (PESA). Une anesthésie locale ou
générale peut être utilisée pendant la PESA. Une
seringue et une aiguille qui y sont attachées sont
insérées dans l'épididyme par l'urologue. Le liquide est
ensuite soigneusement retiré par le praticien. Il est
possible que ce ne soit pas toujours ainsi que le
sperme est obtenu. Vous pourriez encore avoir besoin
d'une chirurgie ouverte.

Microchirurgie épididymaire Sperm Aspiration (MESA).
Le sperme peut également être retiré des tubes
épididymaires à l'aide de MESA. Un microscope
chirurgical est utilisé dans cette technique. Des
rendements élevés de sperme qui se déplacent sont

produits via MESA. Pour les procédures de FIV, ils peuvent être congelés et décongelés plus tard. Cette technique minimise les dommages à l'épididyme.

Chapitre six

Facteurs de risque d'infertilité et de prévention

Éléments de risque

De nombreux facteurs de risque d'infertilité masculine et féminine sont similaires. Ils intègrent :

Âge. La fertilité des femmes diminue généralement avec l'âge, en particulier au milieu de la trentaine, et elle diminue rapidement après 37 ans. L'infertilité des femmes plus âgées est probablement causée par la qualité et la quantité réduites de leurs ovules, alors qu'il est également possible que leurs problèmes de santé, qui peuvent nuire à la fertilité, sont à blâmer. Les hommes plus âgés peuvent ne pas être aussi fertiles que les plus jeunes.

consommation de tabac. Les deux partenaires qui fument du tabac ou de la marijuana peuvent réduire la probabilité de tomber enceinte. Le tabagisme diminue également l'efficacité potentielle des traitements de reproduction. Les femmes qui fument ont tendance à faire plus fréquemment des fausses couches. Les hommes qui fument plus souvent sont plus susceptibles de souffrir de dysfonction érectile et d'un faible nombre de spermatozoïdes.

 consommation d'alcool Il n'y a pas de niveau de consommation d'alcool sans danger pour les femmes pendant la conception ou la grossesse. L'infertilité et la consommation d'alcool peuvent aller de pair. Une forte consommation d'alcool chez les hommes pourrait réduire le nombre de spermatozoïdes et la motilité.
 ayant un problème de poids. Un mode de vie sédentaire et le surpoids peuvent augmenter le risque d'infertilité chez les femmes américaines. Le surpoids peut également avoir un impact sur le nombre de spermatozoïdes chez les hommes.

 étant trop peu. Les femmes qui ont des troubles de l'alimentation, comme l'anorexie ou la boulimie, ou qui adhèrent à un régime extrêmement hypocalorique ou restrictif sont particulièrement vulnérables aux problèmes d'infertilité.
 Problèmes d'exercice. L'obésité augmente le risque d'infertilité, car l'obésité est le résultat d'un exercice insuffisant. Moins fréquemment, les femmes qui ne sont pas en surpoids et qui pratiquent des exercices

fréquents, intensifs et intenses peuvent avoir des problèmes d'ovulation.

La prévention

Certains types d'infertilité ne peuvent être évités. Mais quelques tactiques pourraient améliorer vos chances de tomber enceinte.

Des couples

Pour avoir les meilleures chances de tomber enceinte, pratiquez une activité sexuelle régulière plusieurs fois autour de l'ovulation. Vos chances de tomber enceinte augmentent si vous avez des relations sexuelles pendant au moins cinq jours avant et jusqu'au jour de l'ovulation. L'ovulation se produit généralement au milieu du cycle, ou à peu près à mi-chemin entre les règles, pour la majorité des femmes ayant un cycle de 28 jours.

Hommes

Bien que la majorité des problèmes d'infertilité masculine ne puissent être évités, les techniques suivantes peuvent être utiles :

Évitez de consommer de la drogue, de fumer et de boire des quantités excessives d'alcool, qui peuvent tous affecter la capacité d'un homme à concevoir.
Évitez d'utiliser des cuves thermales et des bains chauds car leurs températures élevées peuvent momentanément altérer la motilité et la production des spermatozoïdes.
Évitez d'être exposé à des produits chimiques provenant de l'environnement ou de l'industrie, car ceux-ci peuvent diminuer la production de sperme.
Limitez les médicaments sur ordonnance et en vente libre qui pourraient affecter la fertilité. Si vous utilisez fréquemment des prescriptions, discutez-en avec votre médecin; néanmoins, ne cessez jamais d'utiliser des médicaments sur ordonnance sans d'abord consulter un médecin.
Faites des exercices légers. L'exercice régulier peut améliorer la qualité du sperme et augmenter les taux de réussite de la grossesse.

Femmes

Plusieurs tactiques pour les femmes peuvent augmenter leurs chances de tomber enceinte :

Arrêtes de fumer. En plus de nuire à votre santé globale et à celle du fœtus, le tabagisme a d'autres effets néfastes sur la fertilité. Si vous fumez et envisagez de devenir enceinte, arrêtez immédiatement. Ne consommez pas d'alcool ou de drogues illégales. Votre capacité à concevoir et à avoir une grossesse en santé pourrait être affectée par ces médicaments. Si vous essayez de tomber enceinte, évitez de consommer de l'alcool et d'utiliser des substances récréatives comme la marijuana.
Limitez votre consommation de caféine. La consommation de caféine peut devoir être limitée pour les femmes qui tentent de tomber enceintes. Pour obtenir des conseils sur la façon de prendre de la caféine en toute sécurité, consultez votre médecin.
Faites des exercices légers. Bien qu'il soit crucial de faire de l'exercice régulièrement, la fertilité peut être affectée si vous vous entraînez si fort que vos règles deviennent irrégulières ou inexistantes.

Soyez conscient de votre poids. L'infertilité peut résulter de déséquilibres hormonaux provoqués par le surpoids ou l'insuffisance pondérale.

Conclusion

Bien que le processus de devenir enceinte soit merveilleux, il peut aussi être troublant pour de nombreux couples. Parce que chaque personne est unique, vous devriez toujours consulter votre médecin si vous avez des problèmes médicaux, des questions ou des difficultés à tomber enceinte.

Toutefois, si vous cherchez des conseils au début de votre voyage
Faites tester le partenaire avec qui vous sortez ou avec qui vous êtes marié

Lorsque vous arrêtez d'utiliser le contrôle des naissances, ayez des relations sexuelles tout de suite.

Chronométrez parfaitement vos relations sexuelles avec bébé.

Alternez les positions de vos sexes.

Utilisez les lubrifiants vaginaux avec prudence.

Utilisez un kit de prédiction d'ovulation si vous le pouvez (OPK).

Faites attention à votre consommation de caféine.

Contrôlez vos mauvaises habitudes.

En ce qui concerne vos chances de tomber enceinte après 40 ans, soyez réaliste.

Références

https://www.mayoclinic.org/diseases-conditions/male-infertility/diagnosis-treatment/drc-20374780

https://my.clevelandclinic.org/health/diseases/17201-male-infertility

https://www.nhs.uk/conditions/infertility/causes/

https://wellnessfitcareonline.name.ng/fertility/

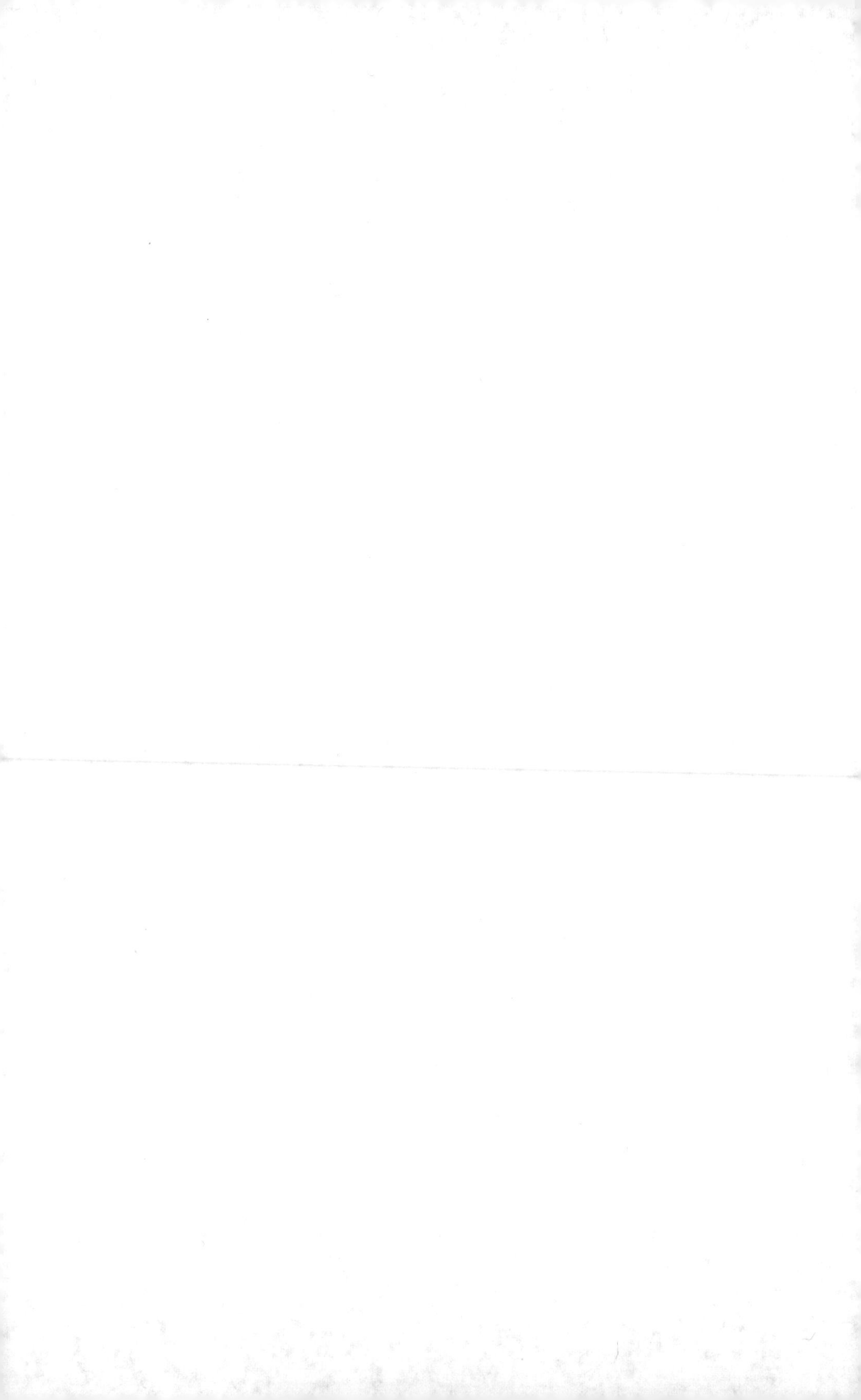